AF249807

DE LA NOUVELLE

MÉTHODE PNEUMATIQUE

APPLIQUÉE AU TRAITEMENT

DES MALADIES CHRONIQUES DES VOIES RESPIRATOIRES

ET DES AFFECTIONS ANOXYHÉMIQUES

(ANÉMIE, GRAVELLE, OBÉSITÉ, DIABÈTE)

PAR

Le Dr J. DE LANGENHAGEN

DOCTEUR EN MÉDECINE DE LA FACULTÉ DE PARIS, ANCIEN MÉDECIN CANTONAL A SARREGUEMINES,
ANCIEN MÉDECIN PRINCIPAL DE DIVONNE
MEMBRE DE LA SOCIÉTÉ DE MÉDECINE DE NANCY ET DE LA SOCIÉTÉ D'ÉMULATION DES VOSGES

NANCY

IMPRIMERIE BERGER-LEVRAULT ET Cie

11, RUE JEAN-LAMOUR, 11

1877

DE LA NOUVELLE

MÉTHODE PNEUMATIQUE

APPLIQUÉE AU

TRAITEMENT DES MALADIES CHRONIQUES DES VOIES RESPIRATOIRES

ET DES AFFECTIONS ANOXYHÉMIQUES

(ANÉMIE, GRAVELLE, OBÉSITÉ, DIABÈTE[1])

Cette méthode est nouvelle en ce sens qu'elle repose sur l'inégalité des pressions simultanées intra et extra-thoraciques de l'air, tandis que par l'ancienne, ces pressions, étant égales et se faisant équilibre, ne peuvent avoir dès lors d'effet mécanique appréciable sur la ventilation pulmonaire, qu'à la condition d'être appliquées par des écarts considérables dans l'échelle barométrique tels que : de 100 à 120 centimètres dans les cloches pneumatiques, 0,75 cent. au bord de la mer, 0,55 cent. et 0,45 cent. aux altitudes de 900 et 2,000 mètres, climats alpins et alpestres.

Il est à remarquer que dans ces diverses situations, la capacité pulmonaire n'est augmentée que par la seule action du diaphragme qui, ne subissant pas directement, comme la cage thoracique, le poids de la pression extérieure de l'atmosphère, peut acilement s'abaisser en déprimant les viscères abdominaux.

(1) Mémoire lu à la Société de médecine, séance du 27 décembre 1876.

Cette dilatation et augmentation de la capacité pulmonaire se produit aussi bien par le séjour dans l'air raréfié faisant office de ventouse sur le thorax, que par l'inspiration de l'air comprimé produisant inversement le même résultat.

Par la nouvelle méthode pneumatique, la surface du corps n'étant pas soumise au même degré de pression de l'air que celui qui agit sur l'intérieur des voies respiratoires, il résulte de cette différence des effets dynamiques multiples et très-importants réglés par des divisions barométriques millimétriques, au lieu d'être centimétriques. C'est sur cette différence que le docteur Valdenburg, professeur de l'Université de Berlin, a basé la construction de son appareil, qu'il en a formulé le mode d'application et les indications thérapeutiques.

L'ouvrage considérable et consciencieux, avec observations cliniques à l'appui qu'il a publié à ce sujet; les comptes rendus analytiques très-clairement exposés qui en ont été donnés dans la *Gazette médicale de Strasbourg*, par M. le docteur Siffermann, de Benfeld; dans la *Revue médicale de l'Est*, par M. le docteur Spillmann; la démonstration expérimentale de cet appareil par M. le professeur Bernheim, lors de la dernière réunion générale des médecins de Meurthe-et-Moselle; enfin, la thèse remarquable et inaugurale qu'a soutenue au mois d'avril dernier, sur le même sujet, M. le docteur Küss, tous ces documents mettent hors de doute les avantages sérieux et pratiques que l'on peut obtenir de cette médication, soit dans les affections atoniques du cœur ou celles qui réclament le bénéfice de son hypertrophie compensatrice, soit dans celles des voies respiratoires, telles que : *tuberculose au début, asthme, emphysème, pleurésies, pneumonie, laryngites, bronchites chroniques, thorax rachitiques.*

Aussi n'avons-nous d'autre but, ici, que d'exposer et justifier

ses effets thérapeutiques, non moins réels dans : l'anémie, la gravelle, la goutte, l'obésité, le diabète; maladies toutes différentes
des précédentes, tant par leur étiologie commune que par leurs
caractères anatomo-pathologiques particuliers.

Les bons résultats que l'on obtient de leur traitement par les
alcalins, véritables agents d'oxygénation, démontrent leur com-
munauté d'origine. *Naturam morborum curationes ostendunt.*
Elles sont donc tributaires de toute *médication oxygénante*
ayant pour but et pour effet de restituer au sang les qualités hé-
matosiques qui lui manquent.

Cette formelle indication ne me paraît pouvoir être mieux réa-
lisée que par la nouvelle méthode aérothérapique. C'est ce que
nous avons à démontrer.

Les observations cliniques que j'ai recueillies à ce sujet, et qui
pourraient servir à cette démonstration, étant susceptibles d'in-
terprétations ou d'authenticité plus ou moins contradictoires, il
nous suffira de l'appuyer sur les chiffres ainsi que sur les consi-
dérants physiologiques suivants.

Dans les conditions ordinaires de la respiration, à la pression
barométrique de 0,76 cent., au repos et inconsciemment, nous
inspirons et expirons 13 ou 14 fois par minute, en prenant chaque
fois 500 cent. cubes ou un demi-litre d'air; soit en une heure
420 litres.

Avec l'appareil pneumatique de Valdenburg, contenant de l'air
à la pression généralement usitée de 0,93 cent., soit d'un cinquième en plus qu'à 0,76 cent., et conformément à la loi de Ma-
riotte sur le volume des gaz proportionnel au degré de pression
qu'ils supportent, nous prenons un cinquième d'air en plus, soit
504 au lieu de 420 litres.

Mais l'air comprimé, outre ce résultat direct, a encore celui de dilater les voies respiratoires, par conséquent d'en augmenter la capacité de manière à la doubler, en sorte que par son usage nous prenons facilement 1 au lieu d'un demi-litre d'air pour chaque inspiration. Nous avons donc à doubler le nombre de 504 litres, chiffre d'augmentation déjà obtenu rien que par le fait de la pression; d'où, 1,008 litres d'air en une heure au lieu des 420 inspirés à l'air libre.

L'oxygène entrant pour 21 p. 100, comme volume, dans la composition de l'air, nous en prenons 84 litres provenant des 420 litres d'air inspirés à l'état normal, et 200 litres pour les 1,008 litres d'air inspirés par l'appareil.

Si maintenant nous considérons que ce surcroît d'oxygène, cet élément vital par excellence, est en rapport d'autant plus direct et plus intime avec l'hémoglobine, qu'il s'y combine à l'*état de tension*, et que d'autre part 900 litres de sang passent en une heure par les poumons (*Traité de physiologie* de Küss), il nous paraîtrait rien moins que logique de ne pas classer au premier rang cette nouvelle ressource thérapeutique appliquée aux maladies provenant de l'insuffisance d'aération et d'oxygénation du sang.

Ces considérations s'appuient sur l'autorité scientifique de M. Paul Bert, à qui, l'an dernier, a été décerné le grand prix biennal de l'Institut pour son ouvrage et ses recherches expérimentales au sujet: *De l'influence que les modifications dans la pression barométrique exercent sur les phénomènes de la vie.*

Entre autres de ces expériences, citons celle-ci: « En laissant « périr en vase clos, à des pressions diverses, des animaux de « même espèce, l'air dans lequel ils meurent est épuisé dans les « proportions suivantes: A la pression normale 0,76, il ne reste « dans cet air où a péri l'animal que 3 p. 100 d'oxygène. Il en

« reste 4 à la pression de 0,57°, 6 à celle de 0,38, 12 à celle de
« 0,19° ou un quart d'atmosphère. »

De ces chiffres il résulte que la quantité d'oxygène consommée
par l'animal décroît proportionnellement à l'abaissement de tension de ce gaz, et que si l'air dilaté peut devenir mortel, c'est
moins, comme on l'a prétendu, par la diminution de son poids
sur la surface du corps que par l'insuffisance de tension de
l'oxygène inspiré qu'il renferme.

L'air comprimé ayant pour effet de rétablir ou d'augmenter
cette tension, son emploi est donc parfaitement indiqué à titre
d'agent curatif de toute affection anoxyhémique réclamant le
bénéfice d'une médication oxygénante.

Les objections dont cette méthode est susceptible peuvent se
résumer au nombre de trois :

1° L'air pénétrant à l'état de tension dans les voies respiratoires ne peut-il pas y déterminer des éraillures ou déchirures
ainsi que de la suffocation ?

Ces accidents ne sont nullement à redouter, car rien de sem-
blable n'a lieu, soit que nous avancions très-vite contre le vent,
soit que *dans l'effort* nous fassions de profondes et rapides ins-
pirations suivies d'occlusion de la glotte, cas dans lesquels l'air
emprisonné et comprimé dans les poumons y atteint un degré
de pression tel qu'il peut s'élever, suivant certains physiologistes,
à plus de trois atmosphères, chiffre bien supérieur par conséquent à celui que l'on peut obtenir par l'appareil, puisque lorsqu'il est chargé à son maximum il n'atteint pas deux atmosphères.

2° L'excès d'oxygénation ne peut-il produire une combustion
trop active et nuisible des éléments constitutifs du sang ?

Assurément, en cas d'abus où il arriverait ce que l'on a observé chez les ouvriers travaillant *avec effort* dans les cloches à plongeurs dont ils respirent, pendant 5 ou 6 heures consécutives, l'air comprimé non pas à un cinquième d'atmosphère, mais à un chiffre six à huit fois plus élevé, selon la profondeur de l'eau.

Les premiers jours où ils sont livrés à ce travail, leur appétit, forces, embonpoint, coloration du teint, tout augmente pour faire place, au bout d'un certain temps, à la faiblesse et à l'amaigrissement.

Mais ce revirement n'est nullement à craindre par l'usage du nouvel appareil pneumatique muni d'instruments de contrôle. Son action est limitée par des pressions très-faibles, puisque, comme nous l'avons fait voir, leurs effets se mesurent à leurs différences. La durée des séances n'est que d'une demi-heure, pendant laquelle, deux ou trois fois par jour, l'on n'utilise qu'un à trois cylindres contenant chacun 35 à 45 litres d'air sous pression.

3° Enfin l'air pénétrant à l'état de tension dans les alvéoles pulmonaires, ceux-ci ne sont-ils pas exposés à devenir emphysémateux ou à l'être davantage s'ils l'étaient déjà avant?

Nullement, car l'air comprimé ne peut arriver dans les vésicules qu'après avoir traversé *et dilaté* les bronches qui y aboutissent et en sont aussi les canaux excréteurs; d'où, pour ces vésicules, aptitude beaucoup plus grande à se vider de leur air résidual ainsi que des mucosités qu'elles peuvent contenir, et, comme conséquence, celle de recouvrer leur force primitive de contractilité amoindrie de fait par la résistance permanente que lui oppose le rétrécissement catharral ou spasmodique des bronches, chez les emphysémateux surtout, résistance qui précisément est vaincue par *la dilatation préalable* de ces bronches sous l'influence de l'arrivée de l'air comprimé.

Ce rétablissement de contractilité est aussi bien obtenu par *l'expiration* dans de l'air raréfié, que par l'*inspiration* dans l'air raréfié des altitudes ou des cloches pneumatiques. En effet, dans le premier cas, son action *ventousante* sur l'intérieur des voies respiratoires se produit directement; dans le second, elle a lieu *indirectement* par dilatation de la cage thoracique.

Loin de provoquer l'ectasie, nous voyons au contraire que l'usage de l'air comprimé, comme aussi celui de l'air raréfié, en constitue plutôt le moyen le plus rationnel de guérison.

Cette immunité ne s'applique pas, il est vrai, aux tuberculeux, mais, ainsi qu'on le verra plus loin, il n'y a pas lieu de le regretter. Chez eux, en effet, les alvéoles pulmonaires sont déjà réduits en nombre par les progrès de l'induration ou de l'ulcération, en force de contractilité, par l'affaiblissement du système musculaire en général. Sous l'influence de cette double cause d'affaiblissement, ils deviennent incapables de résister à l'usage plus ou moins prolongé de l'air sous pression qui les dilate ; de là, formation d'emphysème.

Mais cette modification histologique au lieu d'être une complication de la phthisie, en constitue précisément un de ses meilleurs modes d'enrayement sinon de guérison, surtout lorsqu'il y a complication d'hémoptysie. L'antagonisme de ces deux affections est notoire et s'explique, du reste, par la compression que doit exercer la distension des vésicules sur les processus anatomo-pathologiques du parenchyme pulmonaire chez les tuberculeux. Nous en avons eu la preuve expérimentale dans un cas d'affection tuberculeuse nettement caractérisée dont nous avons publié l'observation dans le numéro du 1er septembre dernier de la *Revue médicale de l'Est*.

D'après ce qui précède l'on peut conclure : que la nouvelle médication aérothérapique, incontestablement efficace dans le traitement d'un grand nombre d'affections des voies respiratoires, ne l'est pas moins dans celles qui proviennent de l'insuffisance d'oxygénation, autrement dites affections anoxyhémiques;

Qu'appliquée avec les précautions voulues et à l'aide d'un instrument peu coûteux, peu encombrant et portatif, elle est à même de rendre service à tous ceux qui ne peuvent se déplacer pour se rendre, souvent à grands frais, soit aux altitudes, soit au bord de la mer, soit à des stations d'eaux minérales reconstituantes.

Je m'estimerai très-satisfait si, par cette notice, j'ai pu contribuer en quoi que ce soit à la vulgarisation de cette nouvelle ressource thérapeutique.

Nancy, Imp. Berger-Levrault et Cⁱᵉ.

www.ingramcontent.com/pod-product-compliance
Lightning Source LLC
LaVergne TN
LVHW050430060726
842526LV00007B/2498